MÉMOIRE

SUR

LES HÉMORRAGIES UTÉRINES,

Par Mme Coquillard,

SAGE-FEMME.

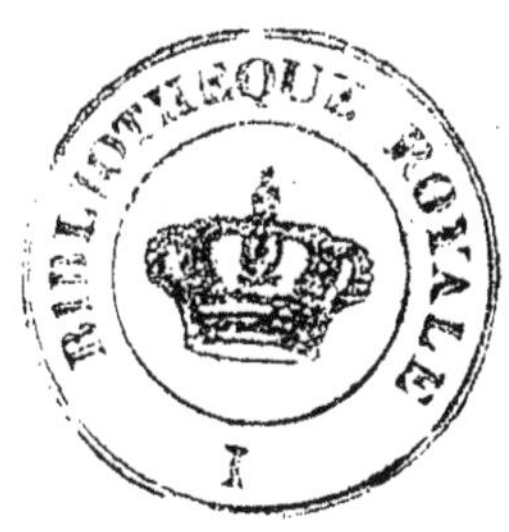

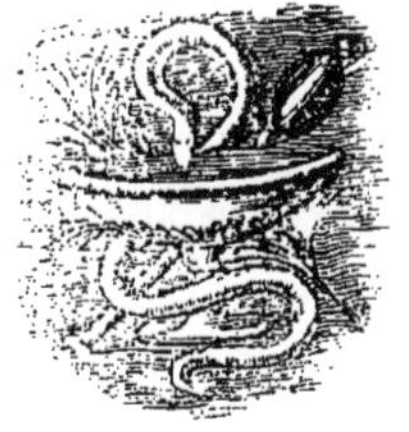

BELLEVILLE,

IMPRIMERIE DE GALBAN, RUE DE PARIS, 10.

1844.

A Monsieur Velpeau,

Chevalier de la Légion-d'Honneur, Professeur de Clinique chirurgicale à la Faculté de Médecine de Paris, Membre de l'Institut de l'Académie royale de Médecine, Chirurgien de l'hôpital de la Charité.

HOMMAGE DE RECONNAISSANCE !

PRÉFACE.

En composant ce **Mémoire**, *mon intention a été de faire connaître les observations que vingt-deux ans de pratique m'ont mis à même de réunir, sur les hémorrhagies utérines, l'un des accidens le plus fréquent et le plus à craindre au moment de l'accouchement ; ce que chaque praticien devrait faire dans l'intérêt de l'art, ce serait de rendre compte des découvertes importantes qu'il a pu faire dans sa pratique. Peu habituée à l'art d'écrire, j'ai cherché à rendre simplement les faits tels que je les ai vus et observés, et si je suis parvenue à me faire bien comprendre, j'aurai rempli mon but, celui d'être utile autant que je le puis.*

MÉMOIRE

SUR

LES HÉMORRAGIES UTÉRINES.

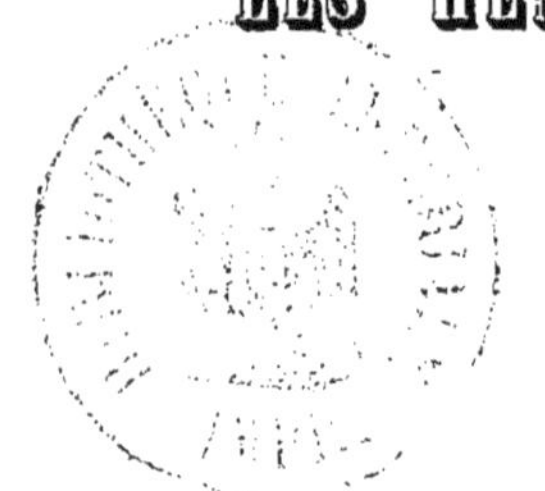

OBSERVATIONS SUR LES HÉMORRAGIES UTÉRINES.

Presque toutes les femmes sont sujettes aux hémorragies utérines dans l'état de vacuité de maladie de l'organe de la grossesse, et plus encore au moment de l'accouchement et de l'avortement.

L'hémorragie utérine est un écoulement de sang qui se fait par la vulve avec trop d'abondance ou à des époques contre nature ; l'hémorragie peut être externe ou interne après l'accouchement ; c'est à cette époque aussi où elle est la plus fréquente et la plus à craindre, les vaisseaux de l'utérus, devenus très-grands, laissent écouler très-promptement une quantité de sang alarmante, et la femme peut, en très-peu de temps, en perdre assez pour succomber ; il ne faudrait pas cependant se méprendre en arrêtant un écoulement de sang médiocre, qui peut être serait salutaire à quelques personnes et en affaiblirait d'autres ; il faut, dans tous les cas, avoir égard à la force du sujet, à sa constitution, à la manière dont il supporte cet écoulement, en ramenant l'utérus à contraction, par des frictions sur l'hypogastre si la femme sort d'accoucher, et si cet écoulement de sang est trop abondant, il faudrait chercher à l'arrêter par des moyens plus énergiques, tels que la compression de l'artère aorte, donner le seigle ergoté, des applications de serviettes trempées dans l'oxicrate, de la glace sur l'hypogastre et les cuisses de la femme, la ligature des extrémités, pour retenir le sang qu'elles contiennent, surtout s'il survient des syncopes fréquentes, des tintemens d'oreilles, des éblouissemens, pâleur extrême du visage, lèvres décolorées, petitesse intermittence du pouls, sueurs froides, extrémités froides, palpitations de cœur, mouvemens convulsifs ; enfin, la mort si l'art ou la nature ne fait cesser cette hémorragie.

CAUSES DE L'HÉMORRAGIE.

Les ulcérations sur le col, le cancer de cet organe, les suppressions, époque critique qui arrive de 45 à 50 ans ; pertes blanches qui affaiblissent la matrice, virus de toutes espèces portés sur les organes de la génération, présence d'une môle ou d'un polype dans la cavité de l'utérus, ou implantation de ce dernier dans le col.

CAUSES ACCIDENTELLES.

Émotions vives, telles que chagrins, colères, coups, chutes, accès de joie, action des vomitifs, l'usage des corsets trop serrés, qui gêne la circulation, rupture d'un vaisseau variqueux dans le vagin , fatigues de toutes espèces, des parties , surtout dans la grossesse où toutes ces causes peuvent décoler le placenta en totalité ou en partie ; amener une hémorragie , qui est plus dangereuse dans les derniers temps de la grossesse que dans les premiers mois , ou il en résulte presque toujours un avortement , la présence du placenta sur l'orifice , la rétention de cette masse ou d'une portion dans l'utérus , son extraction violente avant que la matrice ne soit revenue sur elle-même , et surtout quand il y a inertie, renversement de l'utérus , spiritueux pris principalement après l'accouchement et pendant le travail , prolapsus, rupture du cordon ombilical pendant la grossesse , cautérisation sur l'orifice , amputation du col , opération césarienne.

SYMPTOMES.

Quand il y a disposition à l'hémorragie à la suite d'une suppression , qui amène presque toujours la plénitude, douleurs de tête dans les lombes, embarras dans les aines et le bas ventre , sentiment de pesanteur et de gonflement à la vulve et aux seins , difficultés de respirer , pouls plein et fréquent , avec un suintement de sang dans le vagin , qui augmente ; et si l'on a négligé de pratiquer une saignée, bientôt le sang coule en abondance , le pouls s'affaiblit , la face et les lèvres se décolorent , et tous les accidens de l'hémorragie se manifestent, Quelquefois le sang coule plus lentement et continuellement , et ce n'est qu'avec le temps que les accidens arrivent ; la première indication est une saignée, proportionnée aux forces de la malade; comme dérivatifs : le repos, le siége plus élevé que la tête, une tisane de limonade ou de riz, avec quelques gouttes d'eau de rabel; mais quand le sang coule avec trop d'abondance, les compresses d'eau froide et de vinaigre sur le ventre et les cuisses; lorsque l'utérus est en état de vacuité, et qu'il ne contient aucun corps étranger qui entretient son développement, cet accident est rarement dangereux; les premières prescriptions suffisent ordinairement pour l'arrêter; mais quand l'hémorragie dépend de la faiblesse de l'individu et principalement des organes de la génération, le repos d'abord, quelques compresses d'eau-de-vie froide sur l'hypogastre, une potion composée d'eau de canelle simple, seigle ergoté, 1 gramme; quelques cuillerées de bouillon froid, tisane de grande consoude sucrée avec du sirop de ratanhia; si cela amène la constipation, on donnera des demi-lavemens d'eau froide, qui arrêtent aussi l'hémorrhagie, des injections froides avec la decoction de ratanhia; ce sont des moyens convenables, car il est rare, je le répète, quand l'utérus est en état de vacuité, que ces prescriptions ne réussissent pas, et que l'on soit forcé d'employer le tampon.

DE L'HÉMORRAGIE PENDANT LA GROSSESSE.

Cet accident est bien à craindre pendant la gestation, surtout dans les derniers mois, comme le démontre le célèbre Mauriseau; à mesure que la matrice s'est développée, ses vaisseaux, devenus plus droits et plus larges, laissent arriver le sang plus facilement dans les sinus du placenta ; mais quand cette masse se détache soit par une chute, la plénitude ou une émotion quelconque , le sang coule en abondance jusqu'à ce que le corps qui tient la matrice développée soit expulsé, pour pouvoir ramener l'utérus sur lui-même ; c'est pour cette raison que cet accident est plus dangereux quand la grossesse est avancée ; mais le placenta peut ne se détacher qu'en partie , alors l'hémorragie est moins abondante , et l'on peut quelquefois l'arrêter et prévenir l'accouchement avant le terme. Quand la perte est médiocre , s'il y a des signes de plénitude, tête lourde , oppressions , de l'engourdissement dans les membres , le pouls plein, une saignée du bras, des boissons rafraîchissantes , telles que de la limonade, de l'eeu de groseille bue froide , enfin le repos le plus absolu. Pourtant si le placenta était détaché en entier et que la perte soit alarmante , l'on tamponne le vagin , et l'on applique les compresses d'eau froide et de glace sur l'hypogàstre et les cuisses; mettre la malade sur une paillasse ou un sommier de crin pour qu'elle ait moins chaud , la têtebasse, comme dans toutes les hémorragies, et le siége plus élevé ; interdire tous mouvemens ; le seigle ergoté pour exciter des contractions, et dans un cas désespéré, si le peu de longueur du col le permet, dilater l'orifice, qui est presque toujours souple et dilatable ; dans ce cas , car l'écoulement de sang abondant amène cette disposition , rompre les membranes et faire la version ; il ne faut avoir dans l'appartement de la malade que les personnes nécessaires et en très-petit nombre ; se conduire enfin dans ce cas comme dans celui d'implantation du placenta sur l'orifice.

CAS OU LA PLANCENTA EST ADHÉRENT SUR L'ORIFICE DE LA MATRICE.

Cette disposition amène toujours des hémorragies alarmantes ; ce cas est le plus malheureux : il met presque toujours la vie de la mère et de l'enfant en danger, surtout lorsque l'accouchement se fait à terme. Les premiers symptômes de cette grossesse sont les hémorragies, qui arrivent presque toujours vers le sixième ou septième mois. A mesure que le col s'efface, pour servir de développement à l'utérus, il se détache quelques portions de placenta, qui laissent des vaisseaux béans, et le sang coule de ces vaisseaux et de la masse qui se détache; l'hémorragie arrive sans cause connue d'abord, même quand la femme garde le repos le plus absolu, et lorsque l'on peut porter le doigt jusqu'à l'orifice interne, ce qui est plus facile chez les femmes qui ont eu des enfans, l'orifice s'entr'ouvre plus vite et l'hémorragie arrive aussi plus tôt, et l'on reconnaît en touchant une masse spongieuse qui est la placenta ; il faut éviter de déranger les caillots avec le doigt, qui boucheraient les vaisseaux, car ces pertes deviennent tellement alarmantes, que si l'on n'administrait des secours très-prompts, la femme succomberait en peu d'instans : encore, malgré toute la science possible, a-t-on le malheur de ne pouvoir toujours sauver sa malade. Les premières pertes se déclarent, comme je viens de le dire, au sixième mois ; mais il est des femmes qui l'éprouvent plus tôt ; chez ces dernières, l'accouchement se termine aussi bien avant le terme ; j'ai vu des femmes commencer à perdre à l'époque de quatre à cinq mois ; l'accouchement s'est fait du sixième au septième , et les accidens ont été moins grands ; toute chose égale , d'ailleurs , je regarde comme funestes les saignées pratiquées dans ce cas, ou qu'on le soupçonne, il faut être avare de sang, ménager les forces de sa malade pour le moment de l'accouchement, où elle en perdra toujours beaucoup. Trop employer les saignées dans ce cas, pour me servir de l'expression de madame La Chapelle , serait brûler l'allumette des deux bouts, puisqu'il n'y a que la sortie de l'enfant qui puisse arrêter l'hémorragie. Le tampon imbibé d'eau-de-vie est un des moyens les plus convenables : on l'introduit dans le vagin, le plus près de l'orifice possible , pour qu'il se forme derrière lui un caillot de sang salutaire, qui bouche les vaisseaux lorsque la femme n'est pas en travail. On ne doit changer ce tampon que toutes les vingt-quatre à quarante-huit heures ; mais il ne faut se permettre de l'introduire que lorsque l'hémorragie est assez abondante pour vous y déterminer ; insister sur l'application des serviettes trempées dans l'eau froide et de la glace sur le ventre et les cuisses , et se conduire comme dans le cas précédent. Si pourtant les douleurs se faisaient sentir et qu'elles fussent assez fortes pour annoncer que la dilatation s'avance, il faudrait retirer le tampon pour voir si le moment est convenable d'opérer , car c'est aussi le moment où le sang coule avec plus d'abondance, comme le décrit M. Bodelocque , à mesure que l'orifice se dilate, le placenta se détache et l'hémorragie est effrayante. Le même auteur donne le sage conseil de décoler le placenta le plus près de son bord, rompre les membranes et faire la version ; pourtant, dans ce moment, si l'orifice est dilaté suffisamment et que la tête se présente, elle vient s'y engager, sert de tampon, et l'accouchement peut quelquefois se terminer naturellement ; si pourtant, à ce moment, l'hémorragie ne permettait plus d'attendre, il faudrait se hâter d'appliquer le forceps où de faire la version. L'on a donné le conseil, quand l'orifice n'est pas encore dilaté et que la perte met la malade en danger malgré toutes les prescriptions premières, de se conduire comme dans le cas précédent, en dilatant l'orifice s'il est dilatable, et de terminer l'accouchement sans qu'il y ait travail. Mais avant d'entreprendre cette opération, on fera bien de faire des ligatures sur les extrémités pour retenir le sang qu'elles contiennent.

HÉMORRAGIE PENDANT LE DERNIER MOMENT DE L'ACCOUCHEMENT.

L'hémorragie peut arriver aussi pendant le travail de l'accouchement, surtout quand la tête a séjournée long-temps dans l'excavation du bassin, qu'elle a éprouvé des obstacles à franchir le détroit inférieur, que les douleurs ont été expulsives et long-temps soutenues, elles finissent par décoller le plancenta et le sang coule plus lentement que dans les autres cas, surtout quand la tête arrivée au détroit inférieur a franchi l'orifice, elle sert de tampon, pourtant le seul moyen d'arrêter cette hémorragie est de débarrasser l'utérus en terminant l'accouchement, mais lorsque la tête est arrivée à ce point on ne peut la reporter au-dessus du détroit supérieur pour faire la version; on s'exposerait à rompre les adhésions du col avec celles du vagin; il faut terminer l'accouchement en appliquant le forceps, et si on ne peut se le procurer promptement, il faut tenir un tampon extérieurement appliqué sur la vulve et mettre des serviettes trempées dans l'eau froide et le vinaigre sur le ventre et les cuisses, exciter des contractions avec le seigle ergoté, car à mesure que le sang coule l'action de l'utérus s'affaiblit, et elle devient inerte et souvent les douleurs cessent entièrement.

LES FEMMES MENACÉES D'HÉMORRAGIE APRÈS L'ACCOUCHEMENT.

Les femmes qui sont les plus disposées à l'hémorragie après l'accouchement, sont celles qui ont pendant le travail mal à l'estomac et qui éprouvent un tiraillement vers cet organe, ce qui annonce, comme l'a dit Désormeaux, que le sang abandonne les organes supérieurs pour se porter aux parties de la génération. Mais le signe le plus remarquable, pour moi, est la lenteur des douleurs, surtout dans le dernier temps du travail; c'est un symptôme certain que la femme est disposée à l'hémorragie quelque soit sa durée. Plusieurs accoucheurs célèbres prétendent que l'hémorragie n'est jamais plus à craindre que lorsque l'accouchement se termine trop promptement ; ils prétendent aussi que la matrice, débarrassée trop vîte, reste dans un état de stupeur et d'inertie. Mais il faut plutôt avoir égard à la manière dont l'utérus s'est débarrassé du produit de la conception, de l'action de ressort et de contraction qu'il a eu pendant le travail, plutôt qu'au temps de la durée des douleurs si l'accouchement se fait promptement avec de fortes contractions et très-rapprochées; cela prouve que la matrice est énergique et point disposée à l'inertie, et dans ce cas le placenta est expulsé immédiatement après l'enfant; la matrice continue de se contracter après la délivrance, et il est très-rare, dans cette circonstance, malgré que l'accouchement se termine promptement, qu'il survienne d'hémorragie; l'hémorragie qui arrive à la suite d'accouchemens trop prompts, dépend de la faiblesse des organes de la génération; l'orifice et les parties laissent échapper l'enfant dans les premières, petites et très-faibles contractions; la matrice débarrassée, non pas trop promptement, mais avec des douleurs trop faibles, reste dans l'inertie après la sortie de l'enfant; de même j'ai observé à la suite des accouchemens longs, dont les douleurs ont été lentes, qu'il y avait presque toujours hémorragie après; si la matrice, après l'expulsion de l'enfant, reste inerte et sans hémorrhagie, ce que l'on reconnaît en palpant l'hypogastre, l'on ne sent pas le globe utérin se contracter et les artères ombilicales battent avec force, cela annonce que le placenta est adhérent; il faut bien se garder, dans ce cas, de le décoler avant que l'utérus ne soit revenu sur lui-même et se soit contracté plusieurs fois; on ramène la matrice à contraction au moyen de frictions sur l'hypogastre et de seigle ergoté, administré à une dose plus ou moins forte, que je regarde comme le spécifique contre l'inertie, puisqu'il a la vertu de faire contracter l'utérus; si l'on tentait le décolement du placenta avant que l'utérus ne soit contracté et n'ait détaché par cette contraction cette masse, ce que les dernières douleurs de l'accouchement, n'étant pas assez fortes, n'ont pu faire, on déboucherait des vaisseaux très-grands, qui resteraient béants et donneraient une hémorragie très-dangereuse; dans ce cas, si l'on faisait la section du cordon quand la matrice est inerte et que le placenta est encore adhérent, les artères battent avec force, le sang coulerait par ces mêmes artères, et si on les comprime, le sang reflue vers le placenta, qui s'engorge et se détache en totalité ou en partie, et le sang coule par la vulve d'une manière effrayante. Il serait peut-être prudent d'attendre, pour faire la section du cordon, que les artères ombilicales ne battent plus, ce qui annoncerait que le sang n'arrive plus avec autant de facilité vers l'utérus, et enfin que cet organe revient sur lui-même; alors l'hémorragie n'est plus autant à craindre; pourtant après la sortie de l'enfant et avant la délivrance, si une hémorragie alarmante se déclare, il faudrait extraire le placenta qui probablement serait détaché, et dans le cas où il resterait quelque portion adhérente, il faudrait porter la main dans la matrice pour les détacher, en stimulant l'utérus par des frictions sur le ventre; insister sur l'emploi du seigle ergoté qui, dans cette circonstance, est souvent d'une grande utilité, et se conduire comme dans les autres cas d'hémorragie, en appliquant des compresses d'eau froide, de la glace si l'on peut s'en procurer assez promptement, ouvrir les fenêtres, donner de l'air, renvoyer toutes les personnes inutiles qui, par leur présence, entretiendraient la chaleur de l'appartement, comprimer l'artère aorte, et, lorsque l'hémorragie est diminuée, appliquer un bandage de corps, pour empêcher que le sang n'arrive avec autant d'abondance dans les vaisseaux de l'utérus, ou qu'il ne s'amasse dans cet organe, et, si l'on appliquait le tampon dans cette circonstance, il se ferait un épanchement dans la cavité de la matrice qui développerait cet organe qui, n'étant pas revenu sur lui-même, pourrait contenir assez de sang pour faire succomber la malade; c'est ce que l'on appelle hémorragie interne : la femme éprouve des syncopes fréquentes et des éblouissemens, des tintemens d'oreilles, une pâleur extrême le sang ne coule pas extérieurement et pourtant tout annonce que la femme en perd; mais en palpant l'abdomen, l'on sent l'utérus, qui est développé d'une manière remarquable, et si l'on porte le doigt dans l'orifice, l'on sent des caillots qui bouchent cet orifice; il faut sans plus tarder introduire la main dans la matrice, la vider à mesure que l'on fait des frictions sur le corps de cet organe, appliquer les compresses d'eau froide et de vinaigre, donner du seigle ergoté et frictionner l'utérus jusqu'à ce que l'hémorragie ne soit plus à craindre, car cet accident pourrait se renouveller; quelquefois aussi le placenta décolé vient boucher et former le tampon à l'orifice, le sang s'épanche derrière et amène cet accident si l'on n'est pas attentif à faire contracter l'utérus après la sortie de l'enfant; il faut dans ce cas le débarrasser de cette masse qui forme le tampon et faire écouler le sang contenu derrière.

DE LA RUPTURE DU CORDON OMBILICAL PENDANT LA GROSSESSE.

Parmi les hémorragies internes, plusieurs auteurs ont parlé de la rupture du cordon ombilical pendant la grossesse comme cause accidentelle de cette affection qui par le fait est très-rare; je ne l'ai jamais rencontré dans ma pratique; mais il faut pour que cet accident puisse arriver, que le cordon soit bien grêle ou trop court, et, si il est long, qu'il soit contourné sur le corps de l'enfant de manière à éprouver un tiraillement; alors si l'enfant est fort, par ses mouvemens il peut amener cette rupture; une chûte ou une secousse violente pourraient également amener cet accident, que l'on doit reconnaître d'abord aux signes de l'hémorragie interne; la femme doit éprouver des syncopes, la face et les lèvres se décolorent, des tintemens d'oreilles et les mouvemens de l'enfant ne tardent pas à cesser entièrement, car cet rccident doit toujours être mortel pour lui; l'abdomen doit se développer aussi subitement avec un sentiment de tension, mais bientôt cet état de chose ne peut durer, les membranes distendues par les eaux de l'amnios et la présence de l'enfant, le deviennent encore plus par le sang qui s'y épanche, et comme ces membranes et l'utérus ne sont pas susceptibles d'une grande extension subite, cet épanchement sanguin dans leurs cavités doit nécessairement être médiocre et de peu de durée, et amener promptement la rupture de ces membranes; cette hémorragie ne peut donc rester long-temps interne, et l'on doit remarquer à l'ouverture de cette poche que les eaux de l'amnios sont mêlées d'une grande quantité de sang qui continu de couler en abondance jusqu'à ce que l'accouchement soit terminé, ce que l'on doit se hâter de faire en dilatant l'orifice, car aucun moyen proposé pour arrêter les hémorragies ne peut et ne doit réussir si ce n'est celui de débarrasser le plus promptement l'utérus du produit de la conception.

HÉMORRAGIE ARRIVÉE DANS UN CAS DE SUPERFÉTATION.

Une femme arrivée à sept mois et demi de grossesse, ressentit quelques douleurs assez fortes suivies d'une perte médiocre : effrayée, elle me fait demander, pensant qu'elle allait accoucher prématurément; mais quelques instans après mon arrivée elle rendit plusieurs caillots de sang parmi lesquels je trouvai une coque membraneuse qui contenait un très-petit embryon qui était gros comme une mouche à miel ; je pensai que cet embryon n'avait que six semaines. L'hémorragie cessa avec la sortie de cet œuf et les douleurs aussi, et la femme accoucha six semaines après d'un enfant qui se portait très-bien.

HÉMORRAGIE PAR LA RUPTURE D'UNE VARICE.

Cet accident peut arriver chez les femmes qui ont des varices dans les parties et dans le vagin, par la rupture d'un de ces vaisseaux, soit pendant la grossesse et pendant le travail de l'accouchement, toutes les fois surtout qu'on est obligé de porter la main dans la matrice. Dans un accouchement naturel, ou la tête séjourna quelques temps dans le vagin, une de ces veines se rompit, et le sang coulait avec assez d'abondance, lorsque je formai un tampon trempé dans de l'eau-de-vie froide que j'appliquai tout le temps du travail sur l'ouverture de cette varice, ce qui arrêta le sang, et l'accouchement se termina naturellement et ne fut suivi d'aucun accident, ce qui doit nous engager à tamponner de la même manière toutes les fois que cela arrive ; mais si l'hémorragie était trop abondante, et que la dilatation soit complète , on se hâte de terminer l'accouchement.

ÉPANCHEMENT SANGUIN SURVENU APRÈS L'ACCOUCHEMENT DANS UNE DES LÈVRES.

Dans un accouchement de jumeaux présentant l'épaule l'un après l'autre, et où j'éprouvai quelques difficultés à introduire la main par l'étroitesse et la rigidité des parties, mais que je terminai pourtant heureusement, je fus redemandée une heure après l'accouchement; un phénomène, dont je n'avais pas entendu parler , se manifesta; il était dû à la rupture d'un vaisseau interne de la lèvre droite, il s'était fait un épanchement sanguin dans le tissu cellulaire de cette lèvre qui était devenue énorme; la femme éprouvait le besoin de pousser et se lierait aux mêmes efforts que si la tête eût été à la vulve; la lèvre était d'une grosseur prodigieuse et menaçait de se rompre; on appliqua de la glace sur cette tumeur qui dès cet instant cessa d'augmenter de volume; la malade souffrait toujours beaucoup. Quelque temps après l'application de la glace, l'on se décida à faire l'ouverture de cette tumeur et l'on en retira un caillot de sang assez gros, et tous les accidens cessèrent et la malade se rétablit en très-peu de temps.

DE L'HÉMORRAGIE PENDANT L'AVORTEMENT.

L'avortement avant le quatrième mois ne se fait presque jamais sans hémorragie ; c'est un des premiers accidens ; le sang commence à paraître après quelques mois de retard, à la suite d'une émotion quelconque, quand la femme a éprouvé tous les symptômes d'un commencement de grossesse, et que l'utérus est plus développé que dans l'état de vacuité, on doit être très-prudent , puisqu'elle est encore douteuse. Il faut d'abord prescrire le repos ; si la tête est lourde, qu'il y ait des signes de plénitude, une saignée médiocre, une compresse d'eau-de-vie froide, appliquée sur l'hypogastre. Des boissons délayantes et rafraîchissantes préviennent quelquefois l'avortement en arrêtant le sang ; mais quand celui-ci doit se faire, ce fluide coule par la vulve avec plus de force ; la femme alors éprouve des douleurs, par intervalles, qui ressemblent à celles de l'accouchement, et en touchant on sent un corps étranger qui s'engage dans l'orifice, qui est la présence des membranes ou du placenta ; quelque fois cette coque membraneuse sort entière ; il arrive aussi souvent qu'elle se rompt et il s'échappe des eaux, un fœtus ou un embryon ; mais lorsque le placenta s'engage, c'est le moment où le sang coule avec plus d'abondance ; il faut tenir la malade couchée la tête basse et le siége plus élevé, comme dans les premières hémorragies, si la femme éprouve des syncopes fréquentes, on applique les compresses d'eau froide et de vinaigre sur le ventre, et si l'on ne parvient pas à diminuer l'écoulement de sang, on tamponne jusqu'à ce que le placenta soit assez avancé pour le prendre du bout des doigts ou avec la pince à faux germe, car la main ne peut pénétrer dans les premiers mois [de la gestation dans la matrice; elle ne s'est pas encore assez développée et l'orifice ne se dilate jamais assez pour permettre cette introduction; le placenta peut séjourner quelques jours trop peu engagé dans l'orifice pour pouvoir le saisir, cette petite portion avancée dans l'orifice le tient béant, et l'autre partie dans l'utérus le tient développé sans que les contractions de la matrice aient beaucoup d'action sur cette petite masse; le seigle ergoté n'agit pas dans ce cas avec autant de force que dans les autres; la matrice peu développée ne peut donc se contracter énergiquement sur un corps qui ne lui résiste pas et qui par sa mollesse et son peu de volume ne peut l'irriter et déterminer des contractions; souvent elle reste dans l'inertie ou n'agit qu'avec lenteur; c'est aussi le moment où l'hémorragie devient quelquefois alarmante, mais sitôt que l'on peut extraire le placenta ou même la portion engagée l'hémorragie cesse comme par enchantement.

DE LA PERTE A LA SUITE DES COUCHES.

Si l'hémorragie qui survient immédiatement après l'accouchement est bien à craindre, elle peut durer pendant les premiers jours et même les six semaines, surtout quand la malade a fait quelques excès dans le régime, soit qu'elle ait pris des boissons échauffantes ou des spiritueux, ce que les femmes de campagne et celles du peuple s'imaginent être utile pour calmer les tranchées, les malades peu dociles qui veulent se lever trop vîte, la rétention d'une portion du placenta ou d'un cotilédon.

J'ai failli perdre une femme d'hémorragie, qui était survenue vingt-quatre heures après l'accouchement, pour avoir bu du vin sucré en assez grande quantité, avec la conviction qu'elle reprendrait bien plus vîte ses forces que de suivre le traitement que je lui avais prescrit, et une autre au bout de douze jours, et le même accident pour avoir mis les mains dans un seau d'eau froide. Ces deux femmes nourrissaient; je leur prescrivis le repos d'abord, quelques compresses d'eau froide et de vinaigre sur le ventre, la tisane de limonade, bue froide avec un gramme de seigle ergoté, suffit pour arrêter cet accident. J'ai voulu, dans des cas semblables, remplacer les ventouses sous le sein, comme on l'a conseillé, par l'allaitement, et je m'aperçus que quelques femmes versaient beaucoup de sang par la vulve chaque fois qu'elles le donnaient, mais bien qu'elles le donnaient couchées.

La rétention d'une portion du placenta peut amener aussi cet accident quelques heures ou quelques jours après l'accouchement, et cette hémorragie est presque toujours accompagnée de très-fortes tranchées; on ne peut dans ce moment refroidir autant son accouchée que dans les autres cas; il faut que cet accident soit bien alarmant pour nous y déterminer; on doit toujours dans ce cas être très-prudent ; presque toujours l'eau de groseille, la limonade, le repos absolu, une position horizontale, la diète, comprimer le ventre par un bandage, suffirent pour diminuer et modérer l'hémorragie qui ne s'arrête souvent qu'avec la sortie de cette portion du délivre.

DES PERTES A L'ÉPOQUE CRITIQUE.

Lorsque la femme arrive à 45 ou 50 ans, elle éprouve une révolution qui est l'époque critique ; elle va bientôt cesser de voir ; les règles coulent plus ou moins longtemps, se suppriment quelquefois plusieurs mois ; la femme a souvent des signes de plénitude, des bouffées de chaleur, de la tristesse et lorsque le sang reparaît c'est en trop grande abondance, et il arrive des hémorragies qui ordinairement cessent avec les moyens ordinaires, surtout quand l'utérus est sain ; s'il y a quelques signes de plénitude, la saignée est utile, elle détourne de la matrice le sang qui doit bientôt cesser de s'y porter avec autant d'abondance ; c'est aussi souvent à cette époque que les maladies de l'utérus deviennent cancéreuses ; alors il survient des pertes très-abondantes qui sont d'une odeur désagréable et infecte ; la malade a le teint très-jaune et elle maigrit très-promptement ; on reconnaît au toucher que le col est comme déchiré et l'on sent, lorsque la maladie est avancée, quelques portions détruites qui s'échappent ; il y a aussi des douleurs l'ansinantes que ces malheureuses ne peuvent supporter qu'avec des pilules d'opium dont on augmente successivement la dose ; les injections de jusquiam, prises froides avec quelques gouttes de laudanum, rendent les derniers momens moins douloureux ; plus la maladie est avancée plus les hémorragies sont à craindre, car le cancer détruit au fur à mesure les ouvertures des vaisseaux ; enfin le marasme, la fièvre lente et la mort terminent tous ces maux ; quelquefois on peut prévenir cette maladie, lorsqu'il n'y a encore que le col de cancéré, en faisant l'amputation de ce dernier ; on peut aussi par ce moyen prévenir que le corps de l'organe ne soit affecté de cette maladie ; cette amputation amène souvent de très-grandes pertes, le tampon est un moyen convenable à employer, et l'on se conduit du reste comme dans les cas précédens d'hémorragie ; l'on a conseillé l'amputation du corps de cet organe, mais cette opération a toujours été mortelle.

HÉMORRAGIE AMENÉE PAR LES CAUTÉRISATIONS.

Les cautérisations que l'on pratique sur le col amènent aussi quelquefois des hémorragies qu'il ne faudrait pas se hâter d'arrêter trop tôt, car cet accident peut souvent devenir salutaire puis qu'il facilite le dégorgement de l'utérus.

DE L'OPÉRATION CÉSARIENNE.

Il peut survenir aussi une hémorragie dans l'opération césarienne, ce qui doit arriver presque toutes les fois que l'on est obligé de la pratiquer, principalement lorsque l'on entreprend cette opération, quand la matrice n'est pas assez contractée; elle est susceptible alors de tomber dans l'inertie, lorsque l'on a coupé quelques grosses branches et que le sang coule avec abondance de ces vaisseaux, on en touche l'extrémité avec de l'esprit-de-vin; l'hémorragie est encore à craindre lorsque l'on a fait l'incision de la matrice à l'endroit ou est attaché le [placenta; il faut dans ce cas se hâter de détacher la portion du délivre qui vous paraît le plus près des membranes, les rompre et terminer l'accouchement le plus promptement possible, et si la matrice restait inerte, il faut se conduire comme dans le cas d'inertie.

DES PERTES QUI SURVIENNENT A LA SUITE DU RENVERSEMENT DE LA MATRICE.

Le renversement de la matrice amène aussi des hémorragies très-allarmantes ; pour que cela arrive il faut que la femme sorte d'accoucher, que la matrice soit dans l'inertie, que le placenta soit très-adhérent, que la personne chargée de donner des soins fasse des tractions trop fortes sur le cordon ombilical, ne se donne pas la peine d'introduire la main entre la matrice et le placenta pour le décoler. Il peut se faire qu'une voisine ou garde se permette de faire ces tractions sur le cordon en l'absence de l'accoucheur ou de la sage-femme; les efforts faits sur un polype attaché au fond de l'utérus pour l'extraire. Toutes ces causes peuvent amener cet accident; l'utérus se retourne, c'est-à-dire que le fond de la matrice s'engage dans l'orifice, le renversement est alors incomplet, mais cet organe peut se renverser en entier, se retourner comme un sac, et tout le corps passe alors par l'orifice, et l'on voit paraître à la vulve une tumeur irrégulièrement ronde, couverte d'une membrane unie où l'on remarque un grand nombre de vaisseaux saignans. Cette tumeur descend du vagin entre les cuisses; douleurs dans les aines, pesenteur et perte de sang abondante que l'on voit sortir de l'orifice des vaisseaux qui paraissent sur la tumeur; en palpant l'hypogastre on ne rencontre plus le globe utérin ; il faut dans ce cas, si vous arrivez immédiatement après l'accident, réduire la matrice en faisant rentrer le fond dans l'orifice et la renversant à sens invers, tenir le poing fermé, dans cet organe, pendant que vous ferez des frictions sur le corps de la matrice, et se conduire ensuite comme dans le cas d'inertie de cet organe; ce procédé n'offre pas trop de difficultés lorsque cet accident ne fait que d'arriver à l'instant ; mais lorsqu'il s'est écoulé trop de temps et que la matrice s'est contractée, il n'est plus possible d'y remédier; on a conseillé, comme dans le cas de cancer, l'amputation de cet organe, mais comme cette opération est meurtrière on soutiendra cet organe avec une serviette et des compresses trempées dans une décoction astringente pour diminuer les pertes continuelles qui arrivent après cet accident, du reste la femme n'a plus après qu'une vie malheureuse.

HÉMORRAGIES CAUSÉES PAR LA PRÉSENCE DES POLYPES DANS LA MATRICE.

Le polype est une tumeur fongueuse ou charnue, qui peut venir dans différens endroits, mais il croît souvent dans la matrice où il s'implante sur le col. Presque toujours cette croissance n'a qu'une attache, mais elle est susceptible de prendre plusieurs formes, principalement celle de la cavité où elle est renfermée. Lorsqu'elle est renfermée dans l'utérus, elle prend la forme de cet organe en le développant successivement, et amène, par sa présence, des hémorragies presque continuelles, surtout lorsque cette excroissance, par son volume, s'engage dans l'orifice et le tient ouvert; ce n'est qu'à cette époque où l'on reconnaît son existence ou tout au moins on peut en avoir la certitude, à moins que son pédicule ne soit attaché dans le col et que le polype ne pende dans le vagin; sa présence daus le col amène également des pertes presque continuelles. A mesure que son volume augmente, sa présence dans cet endroit dilate le col, et plus le polype acquiert de volume, plus la perte devient alarmante et plus sa sortie est douloureuse et difficile. L'indication curative, lorsqu'elle est praticable, est l'extraction de ce corps qui se fait par la ligature ou la section; mais quand un motif quelconque vous oblige à différer son extraction, on tâche de modérer l'hémorragie par les mêmes moyens que dans l'avortement.

HÉMORRAGIES AMENÉES PAR LA PRÉSANCE D'UNE MOLE DANS L'UTÉRUS.

Môle ou fausse grossesse n'est autre chose qu'une masse charnue développée dans la matrice, et Levret pensait avec raison que c'est un placenta dont le fœtus est avorté, qui est resté dans l'utérus et qui continue de s'y développer; je n'y trouve point de différence, si ce n'est l'implantation du cordon ombilical qui manque.

La femme, dans les commencemens de ses grossesses, éprouve les mêmes symptômes que d'une vraie; mais bientôt elle éprouve des dérangemens qui cessent vers le quatrième mois d'une grossesse ordinaire, et qui augmentent, à cette époque, dans la fausse grossesse. Le ballottement ne se fait pas sentir, les femmes maigrissent, éprouvent un malaise général, de la lenteur, de la faiblesse, souvent des contractions de l'utérus qu'elle prend pour des mouvemens de l'enfant, et lorsqu'elle se couche sur le côté, elle sent un poids qui tombe vers cet endroit. La matrice, qui s'est développée graduellement dans les premiers mois, paraît presque cesser de le faire ou ne le fait plus que d'une manière lente. Lorsque cette masse n'est attachée que faiblement à l'utérus il s'en détache quelques portions aux moindres efforts que fait la femme, et il s'échappe du sang par la vulve; il y a un état de perte lente qui revient souvent; il est rare, dans ce cas, que ce corps étranger séjourne long-temps dans l'utérus, mais il n'en est pas de même lorsque cette masse est très-adhérente à la matrice; elle obstrue les sinus utérins, et elle est plus susceptible de prendre de l'accroissement, car elle absorbe une très-grande partie du sang destinée à la menstruation, et ce n'est qu'avec des efforts très-grands, des douleurs très-fortes, et à des temps indéterminés, que la matrice se débarrasse de ce corps étranger; lorsque la nature expulse ces masses, le moment de la décolation et de sa sortie est celui où l'hémorrhagie se déclare. Quelquefois l'art est obligé d'en faire l'extraction, et cet accident est encore plus à craindre, la matrice ne s'étant pas contractée pour chasser cette masse, reste souvent inerte. Il faut se conduire dans ces circonstances comme dans le cas d'avortement, en administrant en plus quelques doses de seigle ergoté

DU PROLAPSUS.

Le prolapsus est la chute du vagin ou le déplacement de la matrice. Cette chute n'est pas toujours complète ; souvent il arrive que le col n'est descendu que jusqu'à la vulve, mais très-fréquemment aussi le col sort de la vulve, et tombe entre les cuisses, alors le prolapsus est complet : l'on voit une tumeur allongée, dure, lisse, sur laquelle on reconnaît une ouverture dans le milieu, qui est l'orifice. Le frottement auquel cette partie est exposée par les cuisses, lorsque la femme marche, amène des excoriations et de l'irritation sur le col, qui déterminent souvent des écoulemens de sang. Il y a aussi un tiraillement dans les reins et dans les aines, pesanteur à la vulve, difficulté d'uriner et d'aller à la garde-robe ; la cause de cet accident est la faiblesse des parties, flueurs blanches, qui contribuent à cet affaiblissement, et fort violent dans l'accouchement ; délivrance trop prompte ou tractions trop grandes que l'on a faites sur le cordon pour l'opérer ; marcher trop tôt après l'accouchement, fardeau trop lourd que l'on a porté, frotter les appartemens. La première indication est de rentrer l'utérus avec le doigt enduit d'huile, et d'appliquer un pessaire lorsque la matrice est en état de vacuité ; mais quand il y a grossesse et que cet accident arrive, la femme est encore plus menacée de pertes et d'avortement, il faut garder le repos ou tout au moins éviter les fatigues ; soutenir l'utérus avec une serviette placée entre les cuisses de la femme jusqu'au moment de l'accouchement, où l'on évitera que la femme marche pendant le travail et de long-temps après l'accouchement. Pendant les douleurs, on soutiendra l'orifice avec le doigt, surtout au moment où la tête le franchit, et, après la délivrance, l'on tâchera de reporter l'utérus à sa place, et l'on fera placer la femme dans son lit, le siége assez élevé, de manière cependant que l'écoulement des lochies puisse avoir son cours ordinaire, et, après leur cessation, l'on pourra employer les injections astringentes, et si, malgré ces précautions, le prolapsus reparaissait, il faudrait appliquer le pessaire.

FIN.

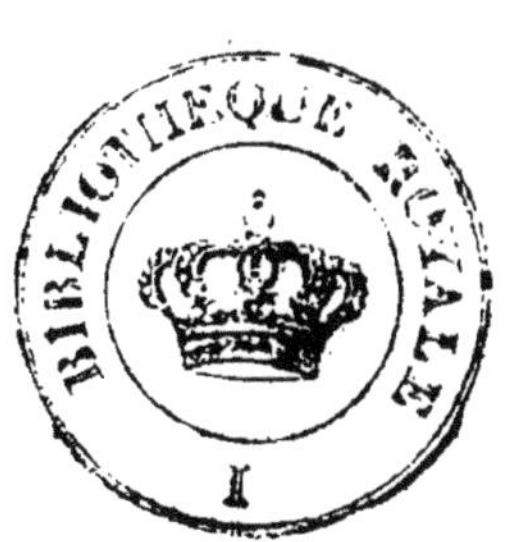

www.ingramcontent.com/pod-product-compliance
Ingram Content Group UK Ltd.
Pitfield, Milton Keynes, MK11 3LW, UK
UKHW021040220726
13924UKWH00001B/431